Baby Name

Number and Address

Number in case of emergency

Date:

Feed:

Time	Food	Amount

Activities:

Diapers:

Time	Pee	Poop
	⬡	◯
	⬡	◯
	⬡	◯
	⬡	◯
	⬡	◯
	⬡	◯
	⬡	◯
	⬡	◯
	⬡	◯
	⬡	◯
	⬡	◯

Notes

Sleep:

Total Time	From	To

Shopping List:

Date:

Feed:

Time	Food	Amount

Activities:

Diapers:

Time	Pee	Poop
_____	⬡	◯
_____	⬡	◯
_____	⬡	◯
_____	⬡	◯
_____	⬡	◯
_____	⬡	◯
_____	⬡	◯
_____	⬡	◯
_____	⬡	◯
_____	⬡	◯

Notes

_____
_____
_____

Sleep:

Total Time	From	To

_____
_____
_____
_____
_____
_____
_____
_____

Shopping List:

Date:

Feed:

Time	Food	Amount

Activities:

Diapers:

Time	Pee	Poop
_____	⬡	◯
_____	⬡	◯
_____	⬡	◯
_____	⬡	◯
_____	⬡	◯
_____	⬡	◯
_____	⬡	◯
_____	⬡	◯
_____	⬡	◯
_____	⬡	◯
_____	⬡	◯

Notes

_____

_____

Sleep:

Total Time	From	To

_____

_____

_____

_____

_____

_____

Shopping List:

Date:

Feed:

Time	Food	Amount

Activities:

Diapers:

Time	Pee	Poop
	⬡	◯
	⬡	◯
	⬡	◯
	⬡	◯
	⬡	◯
	⬡	◯
	⬡	◯
	⬡	◯
	⬡	◯

Notes

Sleep:

Total Time	From	To

Shopping List:

Date:

Feed:

Time	Food	Amount

Activities:

Diapers:

Time	Pee	Poop
	⬡	◯
	⬡	◯
	⬡	◯
	⬡	◯
	⬡	◯
	⬡	◯
	⬡	◯
	⬡	◯
	⬡	◯
	⬡	◯

Notes

Sleep:

Total Time	From	To

Shopping List:

Date:

Feed:

Time	Food	Amount

Activities:

Diapers:

Time	Pee	Poop
_____	⬡	◯
_____	⬡	◯
_____	⬡	◯
_____	⬡	◯
_____	⬡	◯
_____	⬡	◯
_____	⬡	◯
_____	⬡	◯
_____	⬡	◯
_____	⬡	◯

Notes

_____
_____
_____

Sleep:

Total Time	From	To

_____
_____
_____
_____
_____
_____
_____

Shopping List:

Date:

Feed:

Time	Food	Amount

Activities:

Diapers:

Time	Pee	Poop
	⬡	◯
	⬡	◯
	⬡	◯
	⬡	◯
	⬡	◯
	⬡	◯
	⬡	◯
	⬡	◯
	⬡	◯
	⬡	◯
	⬡	◯

Notes

Sleep:

Total Time	From	To

Shopping List:

Date:

Feed:

Time	Food	Amount

Activities:

Diapers:

Time	Pee	Poop
	⬡	◯
	⬡	◯
	⬡	◯
	⬡	◯
	⬡	◯
	⬡	◯
	⬡	◯
	⬡	◯
	⬡	◯
	⬡	◯

Notes

Sleep:

Total Time	From	To

Shopping List:

Date:

Feed:

Time	Food	Amount

Activities:

Diapers:

Time	Pee Poop
	⬡ ◯
	⬡ ◯
	⬡ ◯
	⬡ ◯
	⬡ ◯
	⬡ ◯
	⬡ ◯
	⬡ ◯
	⬡ ◯
	⬡ ◯

Notes

_____
_____
_____

Sleep:

Total Time	From	To

_____
_____
_____
_____
_____
_____

Shopping List:

Date:

Feed:

Time	Food	Amount

Activities:

Diapers:

Time	Pee	Poop
_____	⬡	◯
_____	⬡	◯
_____	⬡	◯
_____	⬡	◯
_____	⬡	◯
_____	⬡	◯
_____	⬡	◯
_____	⬡	◯
_____	⬡	◯
_____	⬡	◯

Notes
_____
_____
_____

Sleep:

Total Time	From	To

_____
_____
_____
_____
_____
_____
_____

Shopping List:

Date:

Feed:

Time	Food	Amount

Activities:

Diapers:

Time	Pee	Poop
_____	⬡	◯
_____	⬡	◯
_____	⬡	◯
_____	⬡	◯
_____	⬡	◯
_____	⬡	◯
_____	⬡	◯
_____	⬡	◯
_____	⬡	◯
_____	⬡	◯
_____	⬡	◯

Notes

Sleep:

Total Time	From	To

Shopping List:

Date:

Feed:

Time	Food	Amount

Activities:

Diapers:

Time	Pee	Poop

Notes

Sleep:

Total Time	From	To

Shopping List:

Date:

Feed:

Time	Food	Amount

Activities:

Diapers:

Time	Pee	Poop
_____	⬡	◯
_____	⬡	◯
_____	⬡	◯
_____	⬡	◯
_____	⬡	◯
_____	⬡	◯
_____	⬡	◯
_____	⬡	◯
_____	⬡	◯
_____	⬡	◯

Notes

Sleep:

Total Time	From	To

Shopping List:

Date:

Feed:

Time	Food	Amount

Activities:

Diapers:

Time	Pee	Poop
————		
————		
————		
————		
————		
————		
————		
————		
————		
————		

Notes

Sleep:

Total Time	From	To

Shopping List:

Date:

Feed:

Time	Food	Amount

Activities:

Diapers:

Time	Pee	Poop
_____	⬡	◯
_____	⬡	◯
_____	⬡	◯
_____	⬡	◯
_____	⬡	◯
_____	⬡	◯
_____	⬡	◯
_____	⬡	◯
_____	⬡	◯
_____	⬡	◯
_____	⬡	◯

Notes

_____
_____
_____
_____
_____
_____
_____
_____

Sleep:

Total Time	From	To

Shopping List:

Date:

Feed:

Time	Food	Amount

Activities:

Diapers:

Time	Pee	Poop

Notes

_____
_____
_____
_____

Sleep:

Total Time	From	To

_____
_____
_____
_____
_____
_____

Shopping List:

Date:

Feed:

Time	Food	Amount

Activities:

Diapers:

Time	Pee	Poop
_____	⬡	◯
_____	⬡	◯
_____	⬡	◯
_____	⬡	◯
_____	⬡	◯
_____	⬡	◯
_____	⬡	◯
_____	⬡	◯
_____	⬡	◯
_____	⬡	◯

Notes

_____
_____
_____
_____
_____
_____
_____
_____
_____
_____
_____

Sleep:

Total Time	From	To

Shopping List:

Date:

Feed:

Time	Food	Amount

Activities:

Diapers:

Time	Pee	Poop

Notes

Sleep:

Total Time	From	To

Shopping List:

Date:

Feed:

Time	Food	Amount

Activities:

Diapers:

Time	Pee	Poop
	⬡	◯
	⬡	◯
	⬡	◯
	⬡	◯
	⬡	◯
	⬡	◯
	⬡	◯
	⬡	◯
	⬡	◯
	⬡	◯
	⬡	◯

Notes

Sleep:

Total Time	From	To

Shopping List:

Date:

Feed:

Time	Food	Amount

Activities:

Diapers:

Time	Pee	Poop

Notes

Sleep:

Total Time	From	To

Shopping List:

Date:

Feed:

Time	Food	Amount

Activities:

Diapers:

Time	Pee	Poop
_____	⬡	◯
_____	⬡	◯
_____	⬡	◯
_____	⬡	◯
_____	⬡	◯
_____	⬡	◯
_____	⬡	◯
_____	⬡	◯
_____	⬡	◯
_____	⬡	◯

Notes

Sleep:

Total Time	From	To

Shopping List:

Date:

Feed:

Time	Food	Amount

Activities:

Diapers:

Time	Pee	Poop
____	⬡	◯
____	⬡	◯
____	⬡	◯
____	⬡	◯
____	⬡	◯
____	⬡	◯
____	⬡	◯
____	⬡	◯
____	⬡	◯

Notes

_____
_____
_____

Sleep:

Total Time	From	To

_____
_____
_____
_____
_____
_____
_____

Shopping List:

Date:

Feed:

Time	Food	Amount

Activities:

Diapers:

Time	Pee	Poop
_____	⬡	◯
_____	⬡	◯
_____	⬡	◯
_____	⬡	◯
_____	⬡	◯
_____	⬡	◯
_____	⬡	◯
_____	⬡	◯
_____	⬡	◯
_____	⬡	◯
_____	⬡	◯

Notes

_____
_____
_____

Sleep:

Total Time	From	To

_____
_____
_____
_____
_____
_____

Shopping List:

Date:

Feed:

Time	Food	Amount

Activities:

Diapers:

Time	Pee	Poop
	⬡	◯
	⬡	◯
	⬡	◯
	⬡	◯
	⬡	◯
	⬡	◯
	⬡	◯
	⬡	◯
	⬡	◯
	⬡	◯

Notes

Sleep:

Total Time	From	To

Shopping List:

Date:

Feed:

Time	Food	Amount

Activities:

Diapers:

Time	Pee Poop
____	⬡ ◯
____	⬡ ◯
____	⬡ ◯
____	⬡ ◯
____	⬡ ◯
____	⬡ ◯
____	⬡ ◯
____	⬡ ◯
____	⬡ ◯
____	⬡ ◯

Notes

_____
_____
_____

Sleep:

Total Time	From	To

_____
_____
_____
_____
_____

Shopping List:

Date:

Feed:

Time	Food	Amount

Activities:

Diapers:

Time	Pee	Poop
_____	⬡	◯
_____	⬡	◯
_____	⬡	◯
_____	⬡	◯
_____	⬡	◯
_____	⬡	◯
_____	⬡	◯
_____	⬡	◯
_____	⬡	◯
_____	⬡	◯

Notes
_____
_____
_____

Sleep:

Total Time	From	To

_____
_____
_____
_____
_____
_____

Shopping List:

Date:

Feed:

Time	Food	Amount

Activities:

Diapers:

Time	Pee	Poop
_____	⬡	◯
_____	⬡	◯
_____	⬡	◯
_____	⬡	◯
_____	⬡	◯
_____	⬡	◯
_____	⬡	◯
_____	⬡	◯
_____	⬡	◯
_____	⬡	◯
_____	⬡	◯

Notes

_____
_____
_____
_____
_____
_____
_____

Sleep:

Total Time	From	To

Shopping List:

Date:

Feed:

Time	Food	Amount

Activities:

Diapers:

Time	Pee	Poop
____	◯	◯
____	◯	◯
____	◯	◯
____	◯	◯
____	◯	◯
____	◯	◯
____	◯	◯
____	◯	◯
____	◯	◯
____	◯	◯

Notes

_____

_____

_____

Sleep:

Total Time	From	To

_____

_____

_____

_____

_____

Shopping List:

Date:

Feed:

Time	Food	Amount

Activities:

Diapers:

Time   Pee Poop
_____ ⬡ ◯
_____ ⬡ ◯
_____ ⬡ ◯
_____ ⬡ ◯
_____ ⬡ ◯
_____ ⬡ ◯
_____ ⬡ ◯
_____ ⬡ ◯
_____ ⬡ ◯
_____ ⬡ ◯
_____ ⬡ ◯

Notes
_____
_____
_____
_____
_____
_____
_____
_____

Sleep:

Total Time	From	To

Shopping List:

Date:

Feed:

Time	Food	Amount

Activities:

Diapers:

Time	Pee	Poop
____	⬡	◯
____	⬡	◯
____	⬡	◯
____	⬡	◯
____	⬡	◯
____	⬡	◯
____	⬡	◯
____	⬡	◯
____	⬡	◯
____	⬡	◯
____	⬡	◯

Notes

_____
_____
_____
_____

Sleep:

Total Time	From	To

_____
_____
_____
_____
_____
_____
_____

Shopping List:

Date:

Feed:

Time	Food	Amount

Activities:

Diapers:

Time	Pee	Poop
_____	⬡	◯
_____	⬡	◯
_____	⬡	◯
_____	⬡	◯
_____	⬡	◯
_____	⬡	◯
_____	⬡	◯
_____	⬡	◯
_____	⬡	◯
_____	⬡	◯

Notes

Sleep:

Total Time	From	To

Shopping List:

Date:

Feed:

Time	Food	Amount

Activities:

Diapers:

Time	Pee	Poop
	⬡	◯
	⬡	◯
	⬡	◯
	⬡	◯
	⬡	◯
	⬡	◯
	⬡	◯
	⬡	◯
	⬡	◯
	⬡	◯

Notes

Sleep:

Total Time	From	To

Shopping List:

Date:

Feed:

Time	Food	Amount

Activities:

Diapers:

Time	Pee	Poop
_____	⬡	◯
_____	⬡	◯
_____	⬡	◯
_____	⬡	◯
_____	⬡	◯
_____	⬡	◯
_____	⬡	◯
_____	⬡	◯
_____	⬡	◯
_____	⬡	◯
_____	⬡	◯

Notes

_____
_____
_____
_____
_____
_____
_____
_____
_____
_____

Sleep:

Total Time	From	To

Shopping List:

Date:

Feed:

Time	Food	Amount

Activities:

Diapers:

Time	Pee	Poop

Notes

Sleep:

Total Time	From	To

Shopping List:

Date:

Feed:

Time	Food	Amount

Activities:

Diapers:

Time	Pee	Poop
_____	⬡	◯
_____	⬡	◯
_____	⬡	◯
_____	⬡	◯
_____	⬡	◯
_____	⬡	◯
_____	⬡	◯
_____	⬡	◯
_____	⬡	◯
_____	⬡	◯

Notes

_____
_____
_____
_____

Sleep:

Total Time	From	To

_____
_____
_____
_____
_____

Shopping List:

Date:

Feed:

Time	Food	Amount

Activities:

Diapers:

Time	Pee	Poop
____	⬡	◯
____	⬡	◯
____	⬡	◯
____	⬡	◯
____	⬡	◯
____	⬡	◯
____	⬡	◯
____	⬡	◯
____	⬡	◯
____	⬡	◯

Notes

_____
_____
_____
_____

Sleep:

Total Time	From	To

_____
_____
_____
_____
_____
_____
_____
_____
_____

Shopping List:

Date:

Feed:

Time	Food	Amount

Activities:

Diapers:

Time	Pee	Poop

Notes

Sleep:

Total Time	From	To

Shopping List:

Date:

Feed:

Time	Food	Amount

Activities:

Diapers:

Time	Pee	Poop
_____	⬡	◯
_____	⬡	◯
_____	⬡	◯
_____	⬡	◯
_____	⬡	◯
_____	⬡	◯
_____	⬡	◯
_____	⬡	◯
_____	⬡	◯
_____	⬡	◯

Notes

_____
_____

Sleep:

Total Time	From	To

_____
_____
_____
_____
_____
_____
_____

Shopping List:

Date:

Feed:

Time	Food	Amount

Activities:

Diapers:

Time	Pee	Poop
_____	⬡	◯
_____	⬡	◯
_____	⬡	◯
_____	⬡	◯
_____	⬡	◯
_____	⬡	◯
_____	⬡	◯
_____	⬡	◯
_____	⬡	◯
_____	⬡	◯
_____	⬡	◯

Notes

Sleep:

Total Time	From	To

Shopping List:

Date:

Feed:

Time	Food	Amount

Activities:

Diapers:

Time	Pee	Poop
_____	⬡	◯
_____	⬡	◯
_____	⬡	◯
_____	⬡	◯
_____	⬡	◯
_____	⬡	◯
_____	⬡	◯
_____	⬡	◯
_____	⬡	◯

Notes

_____

_____

_____

_____

_____

_____

_____

_____

Sleep:

Total Time	From	To

Shopping List:

Date:

Feed:

Time	Food	Amount

Activities:

Diapers:

Time	Pee	Poop
____	⬡	◯
____	⬡	◯
____	⬡	◯
____	⬡	◯
____	⬡	◯
____	⬡	◯
____	⬡	◯
____	⬡	◯
____	⬡	◯
____	⬡	◯

Notes

_____
_____

Sleep:

Total Time	From	To

_____
_____
_____
_____
_____
_____

Shopping List:

Date:

Feed:

Time	Food	Amount

Activities:

Diapers:

Time	Pee	Poop

Notes

Sleep:

Total Time	From	To

Shopping List:

Date:

Feed:

Time	Food	Amount

Activities:

Diapers:

Time	Pee	Poop
_____	⬡	◯
_____	⬡	◯
_____	⬡	◯
_____	⬡	◯
_____	⬡	◯
_____	⬡	◯
_____	⬡	◯
_____	⬡	◯
_____	⬡	◯
_____	⬡	◯
_____	⬡	◯

Notes
_____
_____
_____

Sleep:

Total Time	From	To

_____
_____
_____
_____
_____
_____
_____
_____

Shopping List:

Date:

Feed:

Time	Food	Amount

Activities:

Diapers:

Time	Pee	Poop
____	⬡	◯
____	⬡	◯
____	⬡	◯
____	⬡	◯
____	⬡	◯
____	⬡	◯
____	⬡	◯
____	⬡	◯
____	⬡	◯
____	⬡	◯

Notes

_____
_____
_____
_____

Sleep:

Total Time	From	To

_____
_____
_____
_____
_____
_____
_____

Shopping List:

Date:

Feed:

Time	Food	Amount

Activities:

Diapers:

Time	Pee	Poop
_____	⬡	◯
_____	⬡	◯
_____	◯	⬡
_____	⬡	◯
_____	⬡	◯
_____	⬡	◯
_____	⬡	◯
_____	⬡	◯
_____	◯	⬡
_____	⬡	◯
_____	⬡	◯

Notes

_____
_____
_____

Sleep:

Total Time	From	To

_____
_____
_____
_____
_____
_____

Shopping List:

Date:

Feed:

Time	Food	Amount

Activities:

Diapers:

Time	Pee	Poop

Notes

_____

_____

Sleep:

Total Time	From	To

_____

_____

_____

_____

_____

_____

_____

Shopping List:

Date:

Feed:

Time	Food	Amount

Activities:

Diapers:

Time	Pee	Poop
_____	⬡	◯
_____	⬡	◯
_____	⬡	◯
_____	⬡	◯
_____	⬡	◯
_____	⬡	◯
_____	⬡	◯
_____	⬡	◯
_____	⬡	◯
_____	⬡	◯
_____	⬡	◯

Notes

Sleep:

Total Time	From	To

Shopping List:

Date:

Feed:

Time	Food	Amount

Activities:

Diapers:

Time	Pee	Poop
_____	⬡	◯
_____	⬡	◯
_____	⬡	◯
_____	⬡	◯
_____	⬡	◯
_____	⬡	◯
_____	⬡	◯
_____	⬡	◯
_____	⬡	◯
_____	⬡	◯

Notes

Sleep:

Total Time	From	To

Shopping List:

Date:

Feed:

Time	Food	Amount

Activities:

Diapers:

Time	Pee	Poop
_____	⬡	◯
_____	⬡	◯
_____	⬡	◯
_____	⬡	◯
_____	⬡	◯
_____	⬡	◯
_____	⬡	◯
_____	⬡	◯
_____	⬡	◯
_____	⬡	◯
_____	⬡	◯

Notes

Sleep:

Total Time	From	To

Shopping List:

Date:

Feed:

Time	Food	Amount

Activities:

Diapers:

Time	Pee	Poop
	⬡	◯
	⬡	◯
	⬡	◯
	⬡	◯
	⬡	◯
	⬡	◯
	⬡	◯
	⬡	◯
	⬡	◯
	⬡	◯

Notes

Sleep:

Total Time	From	To

Shopping List:

Date:

Feed:

Time	Food	Amount

Activities:

Diapers:

Time	Pee	Poop
____	⬡	◯
____	⬡	◯
____	⬡	◯
____	⬡	◯
____	⬡	◯
____	⬡	◯
____	⬡	◯
____	⬡	◯
____	⬡	◯
____	⬡	◯
____	⬡	◯

Notes
_____
_____
_____

Sleep:

Total Time	From	To

_____
_____
_____
_____
_____

Shopping List:

Date:

Feed:

Time	Food	Amount

Activities:

Diapers:

Time	Pee	Poop
_____	⬡	◯
_____	⬡	◯
_____	⬡	◯
_____	⬡	◯
_____	⬡	◯
_____	⬡	◯
_____	⬡	◯
_____	⬡	◯
_____	⬡	◯
_____	⬡	◯

Notes

_____
_____

Sleep:

Total Time	From	To

_____
_____
_____
_____
_____
_____

Shopping List:

Date:

Feed:

Time	Food	Amount

Activities:

Diapers:

Time	Pee	Poop
	⬡	◯
	⬡	◯
	⬡	◯
	⬡	◯
	⬡	◯
	⬡	◯
	⬡	◯
	⬡	◯
	⬡	◯
	⬡	◯
	⬡	◯

Notes

Sleep:

Total Time	From	To

Shopping List:

Date:

Feed:

Time	Food	Amount

Activities:

Diapers:

Time	Pee	Poop

Notes

Sleep:

Total Time	From	To

Shopping List:

Date:

Feed:

Time	Food	Amount

Activities:

Diapers:

Time	Pee	Poop
_____	⬡	◯
_____	⬡	◯
_____	⬡	◯
_____	⬡	◯
_____	⬡	◯
_____	⬡	◯
_____	⬡	◯
_____	⬡	◯
_____	⬡	◯
_____	⬡	◯
_____	⬡	◯

Notes

Sleep:

Total Time	From	To

Shopping List:

Date:

Feed:

Time	Food	Amount

Activities:

Diapers:

Time	Pee	Poop
	⬡	◯
	⬡	◯
	⬡	◯
	⬡	◯
	⬡	◯
	⬡	◯
	⬡	◯
	⬡	◯
	⬡	◯
	⬡	◯

Notes

Sleep:

Total Time	From	To

Shopping List:

Date:

Feed:

Time	Food	Amount

Activities:

Diapers:

Time	Pee	Poop
_____	⬡	◯
_____	⬡	◯
_____	⬡	◯
_____	⬡	◯
_____	⬡	◯
_____	⬡	◯
_____	⬡	◯
_____	⬡	◯
_____	⬡	◯
_____	⬡	◯

Notes

_____

_____

_____

Sleep:

Total Time	From	To

_____

_____

_____

_____

_____

_____

_____

Shopping List:

Date:

Feed:

Time	Food	Amount

Activities:

Diapers:

Time	Pee	Poop
_____	⬡	○
_____	⬡	○
_____	⬡	○
_____	⬡	○
_____	⬡	○
_____	⬡	○
_____	⬡	○
_____	⬡	○
_____	⬡	○
_____	⬡	○

Notes

_____
_____
_____
_____
_____
_____
_____
_____
_____
_____

Sleep:

Total Time	From	To

Shopping List:

Date:

Feed:

Time	Food	Amount

Activities:

Diapers:

Time	Pee	Poop
	⬡	◯
	⬡	◯
	⬡	◯
	⬡	◯
	⬡	◯
	⬡	◯
	⬡	◯
	⬡	◯
	⬡	◯
	⬡	◯
	⬡	◯

Notes

Sleep:

Total Time	From	To

Shopping List:

Date:

Feed:

Time	Food	Amount

Activities:

Diapers:

Time	Pee	Poop

Notes

Sleep:

Total Time	From	To

Shopping List:

Date:

Feed:

Time	Food	Amount

Activities:

Diapers:

Time	Pee	Poop
____	⬡	○
____	⬡	○
____	⬡	○
____	⬡	○
____	⬡	○
____	⬡	○
____	⬡	○
____	⬡	○
____	⬡	○
____	⬡	○
____	⬡	○

Notes

_____
_____
_____
_____

Sleep:

Total Time	From	To

_____
_____
_____
_____
_____
_____
_____

Shopping List:

Date:

Feed:

Time	Food	Amount

Activities:

Diapers:

Time	Pee	Poop

Notes

_____

_____

_____

Sleep:

Total Time	From	To

_____

_____

_____

_____

_____

_____

_____

Shopping List:

Date:

Feed:

Time	Food	Amount

Activities:

Diapers:

Time	Pee	Poop
	⬡	◯
	⬡	◯
	⬡	◯
	⬡	◯
	⬡	◯
	⬡	◯
	⬡	◯
	⬡	◯
	⬡	◯
	⬡	◯
	⬡	◯

Notes

Sleep:

Total Time	From	To

Shopping List:

Date:

Feed:

Time	Food	Amount

Activities:

Diapers:

Time	Pee	Poop
_____	⬡	◯
_____	⬡	◯
_____	⬡	◯
_____	⬡	◯
_____	⬡	◯
_____	⬡	◯
_____	⬡	◯
_____	⬡	◯
_____	⬡	◯
_____	⬡	◯

Notes

_____
_____
_____

_____
_____
_____
_____
_____
_____
_____

Sleep:

Total Time	From	To

Shopping List:

Date:

Feed:

Time	Food	Amount

Activities:

Diapers:

Time	Pee	Poop
____	⬡	○
____	⬡	○
____	⬡	○
____	⬡	○
____	⬡	○
____	⬡	○
____	⬡	○
____	⬡	○
____	⬡	○
____	⬡	○
____	⬡	○

Notes

_____
_____
_____

Sleep:

Total Time	From	To

_____
_____
_____
_____
_____
_____

Shopping List:

Date:

Feed:

Time	Food	Amount

Activities:

Diapers:

Time	Pee	Poop
_____	⬡	◯
_____	⬡	◯
_____	⬡	◯
_____	⬡	◯
_____	⬡	◯
_____	⬡	◯
_____	⬡	◯
_____	⬡	◯
_____	⬡	◯
_____	⬡	◯

Notes

_____
_____
_____
_____

Sleep:

Total Time	From	To

_____
_____
_____
_____
_____
_____

Shopping List:

Date:

Feed:

Time	Food	Amount

Activities:

Diapers:

Time	Pee	Poop

Notes

Sleep:

Total Time	From	To

Shopping List:

Date:

Feed:

Time	Food	Amount

Activities:

Diapers:

Time	Pee	Poop
_____	⬡	◯
_____	⬡	◯
_____	⬡	◯
_____	⬡	◯
_____	⬡	◯
_____	⬡	◯
_____	⬡	◯
_____	⬡	◯
_____	⬡	◯
_____	⬡	◯
_____	⬡	◯

Notes

_____
_____
_____

Sleep:

Total Time	From	To

_____
_____
_____
_____
_____
_____
_____

Shopping List:

Date:

Feed:

Time	Food	Amount

Activities:

Diapers:

Time	Pee	Poop

Notes

Sleep:

Total Time	From	To

Shopping List:

Date:

Feed:

Time	Food	Amount

Activities:

Diapers:

Time	Pee	Poop
	⬡	◯
	⬡	◯
	⬡	◯
	⬡	◯
	⬡	◯
	⬡	◯
	⬡	◯
	⬡	◯
	⬡	◯
	⬡	◯

Notes

Sleep:

Total Time	From	To

Shopping List:

Date:

Feed:

Time	Food	Amount

Activities:

Diapers:

Time	Pee	Poop
_____	⬡	◯
_____	⬡	◯
_____	⬡	◯
_____	⬡	◯
_____	⬡	◯
_____	⬡	◯
_____	⬡	◯
_____	⬡	◯
_____	⬡	◯
_____	⬡	◯

Notes

Sleep:

Total Time	From	To

Shopping List:

Date:

Feed:

Time	Food	Amount

Activities:

Diapers:

Time	Pee	Poop
_____	⬡	◯
_____	⬡	◯
_____	⬡	◯
_____	⬡	◯
_____	⬡	◯
_____	⬡	◯
_____	⬡	◯
_____	⬡	◯
_____	⬡	◯
_____	⬡	◯

Notes

_____
_____
_____

_____
_____
_____
_____
_____
_____
_____
_____

Sleep:

Total Time	From	To

Shopping List:

Date:

Feed:

Time	Food	Amount

Activities:

Diapers:

Time	Pee Poop
____	⬡ ◯
____	⬡ ◯
____	⬡ ◯
____	⬡ ◯
____	⬡ ◯
____	⬡ ◯
____	⬡ ◯
____	⬡ ◯
____	⬡ ◯
____	⬡ ◯

Notes

Sleep:

Total Time	From	To

Shopping List:

Date:

Feed:

Time	Food	Amount

Activities:

Diapers:

Time	Pee	Poop
	⬡	◯
	⬡	◯
	⬡	◯
	⬡	◯
	⬡	◯
	⬡	◯
	⬡	◯
	⬡	◯
	⬡	◯
	⬡	◯
	⬡	◯

Notes

Sleep:

Total Time	From	To

Shopping List:

Date:

Feed:

Time	Food	Amount

Activities:

Diapers:

Time	Pee	Poop
_____	⬡	○
_____	⬡	○
_____	⬡	○
_____	⬡	○
_____	⬡	○
_____	⬡	○
_____	⬡	○
_____	⬡	○
_____	⬡	○
_____	⬡	○
_____	⬡	○

Notes

_____
_____
_____

_____
_____
_____
_____
_____
_____
_____

Sleep:

Total Time	From	To

Shopping List:

Date:

Feed:

Time	Food	Amount

Activities:

Diapers:

Time	Pee	Poop
____	⬡	◯
____	⬡	◯
____	⬡	◯
____	⬡	◯
____	⬡	◯
____	⬡	◯
____	⬡	◯
____	⬡	◯
____	⬡	◯
____	⬡	◯
____	⬡	◯

Notes

_____
_____
_____

_____
_____
_____
_____
_____
_____
_____

Sleep:

Total Time	From	To

Shopping List:

Date:

Feed:

Time	Food	Amount

Activities:

Diapers:

Time   Pee Poop

_____   ⬡ ◯
_____   ⬡ ◯
_____   ⬡ ◯
_____   ⬡ ◯
_____   ⬡ ◯
_____   ⬡ ◯
_____   ⬡ ◯
_____   ⬡ ◯
_____   ⬡ ◯
_____   ⬡ ◯

Notes

_____
_____
_____

_____
_____
_____
_____
_____
_____

Sleep:

Total Time	From	To

Shopping List:

Date:

Feed:

Time	Food	Amount

Activities:

Diapers:

Time	Pee	Poop
_____	⬡	◯
_____	⬡	◯
_____	⬡	◯
_____	⬡	◯
_____	⬡	◯
_____	⬡	◯
_____	⬡	◯
_____	⬡	◯
_____	⬡	◯
_____	⬡	◯

Notes

_____
_____
_____

Sleep:

Total Time	From	To

_____
_____
_____
_____
_____
_____
_____

Shopping List:

Date:

Feed:

Time	Food	Amount

Activities:

Diapers:

Time	Pee	Poop
	⬡	◯
	⬡	◯
	⬡	◯
	⬡	◯
	⬡	◯
	⬡	◯
	⬡	◯
	⬡	◯
	⬡	◯
	⬡	◯
	⬡	◯

Notes

Sleep:

Total Time	From	To

Shopping List:

Date:

Feed:

Time	Food	Amount

Activities:

Diapers:

Time	Pee	Poop
	⬡	◯
	⬡	◯
	⬡	◯
	⬡	◯
	⬡	◯
	⬡	◯
	⬡	◯
	⬡	◯
	⬡	◯
	⬡	◯

Notes

Sleep:

Total Time	From	To

Shopping List:

Date:

Feed:

Time	Food	Amount

Activities:

Diapers:

Time	Pee	Poop
	⬡	◯
	⬡	◯
	⬡	◯
	⬡	◯
	⬡	◯
	⬡	◯
	⬡	◯
	⬡	◯
	⬡	◯
	⬡	◯

Notes

Sleep:

Total Time	From	To

Shopping List:

Date:

Feed:

Time	Food	Amount

Activities:

Diapers:

Time	Pee	Poop
_____	⬡	◯
_____	⬡	◯
_____	⬡	◯
_____	⬡	◯
_____	⬡	◯
_____	⬡	◯
_____	⬡	◯
_____	⬡	◯
_____	⬡	◯
_____	⬡	◯

Notes

_____
_____
_____
_____
_____
_____
_____
_____

Sleep:

Total Time	From	To

Shopping List:

Date:

Feed:

Time	Food	Amount

Activities:

Diapers:

Time	Pee	Poop
	⬡	◯
	⬡	◯
	⬡	◯
	⬡	◯
	⬡	◯
	⬡	◯
	⬡	◯
	⬡	◯
	⬡	◯
	⬡	◯
	⬡	◯

Notes

Sleep:

Total Time	From	To

Shopping List:

Date:

Feed:

Time	Food	Amount

Activities:

Diapers:

Time	Pee	Poop
	⬡	◯
	⬡	◯
	⬡	◯
	⬡	◯
	⬡	◯
	⬡	◯
	⬡	◯
	⬡	◯
	⬡	◯
	⬡	◯
		◯

Notes

Sleep:

Total Time	From	To

Shopping List:

Date:	

Feed:

Time	Food	Amount

Activities:

Diapers:

Time	Pee	Poop

Notes

Sleep:

Total Time	From	To

Shopping List:

Date:

Feed:

Time	Food	Amount

Activities:

Diapers:

Time	Pee	Poop

Notes

Sleep:

Total Time	From	To

Shopping List:

Date:

Feed:

Time	Food	Amount

Activities:

Diapers:

Time	Pee	Poop
_____	⬡	◯
_____	⬡	◯
_____	⬡	◯
_____	⬡	◯
_____	⬡	◯
_____	⬡	◯
_____	⬡	◯
_____	⬡	◯
_____	⬡	◯
_____	⬡	◯
_____	⬡	◯

Notes
_____
_____
_____

Sleep:

Total Time	From	To

_____
_____
_____
_____
_____
_____
_____

Shopping List:

Date:

Feed:

Time	Food	Amount

Activities:

Diapers:

Time	Pee	Poop
_____	⬡	◯
_____	⬡	◯
_____	⬡	◯
_____	⬡	◯
_____	⬡	◯
_____	⬡	◯
_____	⬡	◯
_____	⬡	◯
_____	⬡	◯
_____	⬡	◯
_____	⬡	◯

Notes

Sleep:

Total Time	From	To

Shopping List:

Date:

Feed:

Time	Food	Amount

Activities:

Diapers:

Time	Pee	Poop
_____	⬡	◯
_____	⬡	◯
_____	⬡	◯
_____	⬡	◯
_____	⬡	◯
_____	⬡	◯
_____	⬡	◯
_____	⬡	◯
_____	⬡	◯
_____	⬡	◯
_____	⬡	◯

Notes
_____
_____
_____

Sleep:

Total Time	From	To

_____
_____
_____
_____
_____
_____

Shopping List:

Date:

Feed:

Time	Food	Amount

Activities:

Diapers:

Time	Pee	Poop

Notes

Sleep:

Total Time	From	To

Shopping List:

Date:

Feed:

Time	Food	Amount

Activities:

Diapers:

Time	Pee	Poop
	⬡	◯
	⬡	◯
	⬡	◯
	⬡	◯
	⬡	◯
	⬡	◯
	⬡	◯
	⬡	◯
	⬡	◯
	⬡	◯
	⬡	◯

Notes

Sleep:

Total Time	From	To

Shopping List:

Date:

Feed:

Time	Food	Amount

Activities:

Diapers:

Time	Pee	Poop

Notes

Sleep:

Total Time	From	To

Shopping List:

Date:

Feed:

Time	Food	Amount

Activities:

Diapers:

Time	Pee	Poop
_____	⬡	◯
_____	⬡	◯
_____	⬡	◯
_____	⬡	◯
_____	⬡	◯
_____	⬡	◯
_____	⬡	◯
_____	⬡	◯
_____	⬡	◯
_____	⬡	◯
_____	⬡	◯

Notes
_____
_____

Sleep:

Total Time	From	To

_____
_____
_____
_____
_____
_____

Shopping List:

Thank you!

WE ARE GLAD THAT YOU PURCHASED OUR
BOOK!
PLEASE LET US KNOW HOW WE CAN IMPROVE IT!
YOUR FEEDBACK IS ESSENTIAL TO US.

Contact us at:

M log'Sin@gmail.com

JUST TITLE THE EMAIL 'CREATIVE' AND WE WILL

GIVE YOU SOME EXTRA SURPRISES!

www.ingramcontent.com/pod-product-compliance
Lightning Source LLC
Chambersburg PA
CBHW081825200326
41597CB00023B/4385